BLOOD GLUCOSE & INSULIN REGISTER

Take control of your diabetes

DIABETES LOGBOOK

Published by:
Berhampore Press
Wellington, NZ
Copyright 2018
All Rights Reserved

BerhamporePress@gmail.com

ISBN-13:
978-1986284035

ISBN-10:
1986284034

BLOOD GLUCOSE & INSULIN REGISTER

Take control of your diabetes

NAME:
ADDRESS:
PHONE:
EMAIL:

DATE	BLOOD GLUCOSE			INSULIN TAKEN		
	MORN	NOON	NIGHT	MORN	NOON	NIGHT

NOTES:

DATE	BLOOD GLUCOSE			INSULIN TAKEN		
	MORN	NOON	NIGHT	MORN	NOON	NIGHT

NOTES:

DATE	BLOOD GLUCOSE			INSULIN TAKEN		
	MORN	NOON	NIGHT	MORN	NOON	NIGHT

NOTES:

DATE	BLOOD GLUCOSE			INSULIN TAKEN		
	MORN	NOON	NIGHT	MORN	NOON	NIGHT

NOTES:

DATE	BLOOD GLUCOSE			INSULIN TAKEN		
	MORN	NOON	NIGHT	MORN	NOON	NIGHT

NOTES:

DATE	BLOOD GLUCOSE			INSULIN TAKEN		
	MORN	NOON	NIGHT	MORN	NOON	NIGHT

NOTES:

DATE	BLOOD GLUCOSE			INSULIN TAKEN		
	MORN	NOON	NIGHT	MORN	NOON	NIGHT

NOTES:

DATE	BLOOD GLUCOSE			INSULIN TAKEN		
	MORN	NOON	NIGHT	MORN	NOON	NIGHT

NOTES:

DATE	BLOOD GLUCOSE			INSULIN TAKEN		
	MORN	NOON	NIGHT	MORN	NOON	NIGHT

NOTES:

DATE	BLOOD GLUCOSE			INSULIN TAKEN		
	MORN	NOON	NIGHT	MORN	NOON	NIGHT

NOTES:

DATE	BLOOD GLUCOSE			INSULIN TAKEN		
	MORN	NOON	NIGHT	MORN	NOON	NIGHT

NOTES:

DATE	BLOOD GLUCOSE			INSULIN TAKEN		
	MORN	NOON	NIGHT	MORN	NOON	NIGHT

NOTES:

DATE	BLOOD GLUCOSE			INSULIN TAKEN		
	MORN	NOON	NIGHT	MORN	NOON	NIGHT

NOTES:

DATE	BLOOD GLUCOSE			INSULIN TAKEN		
	MORN	NOON	NIGHT	MORN	NOON	NIGHT

NOTES:

DATE	BLOOD GLUCOSE			INSULIN TAKEN		
	MORN	NOON	NIGHT	MORN	NOON	NIGHT

NOTES:

DATE	BLOOD GLUCOSE			INSULIN TAKEN		
	MORN	NOON	NIGHT	MORN	NOON	NIGHT

NOTES:

DATE	BLOOD GLUCOSE			INSULIN TAKEN		
	MORN	NOON	NIGHT	MORN	NOON	NIGHT

NOTES:

DATE	BLOOD GLUCOSE			INSULIN TAKEN		
	MORN	NOON	NIGHT	MORN	NOON	NIGHT

NOTES:

DATE	BLOOD GLUCOSE			INSULIN TAKEN		
	MORN	NOON	NIGHT	MORN	NOON	NIGHT

NOTES:

DATE	BLOOD GLUCOSE			INSULIN TAKEN		
	MORN	NOON	NIGHT	MORN	NOON	NIGHT

NOTES:

DATE	BLOOD GLUCOSE			INSULIN TAKEN		
	MORN	NOON	NIGHT	MORN	NOON	NIGHT

NOTES:

DATE	BLOOD GLUCOSE			INSULIN TAKEN		
	MORN	NOON	NIGHT	MORN	NOON	NIGHT

NOTES:

DATE	BLOOD GLUCOSE			INSULIN TAKEN		
	MORN	NOON	NIGHT	MORN	NOON	NIGHT

NOTES:

DATE	BLOOD GLUCOSE			INSULIN TAKEN		
	MORN	NOON	NIGHT	MORN	NOON	NIGHT

NOTES:

DATE	BLOOD GLUCOSE			INSULIN TAKEN		
	MORN	NOON	NIGHT	MORN	NOON	NIGHT

NOTES:

DATE	BLOOD GLUCOSE			INSULIN TAKEN		
	MORN	NOON	NIGHT	MORN	NOON	NIGHT

NOTES:

DATE	BLOOD GLUCOSE			INSULIN TAKEN		
	MORN	NOON	NIGHT	MORN	NOON	NIGHT

NOTES:

DATE	BLOOD GLUCOSE			INSULIN TAKEN		
	MORN	NOON	NIGHT	MORN	NOON	NIGHT

NOTES:

DATE	BLOOD GLUCOSE			INSULIN TAKEN		
	MORN	NOON	NIGHT	MORN	NOON	NIGHT

NOTES:

DATE	BLOOD GLUCOSE			INSULIN TAKEN		
	MORN	NOON	NIGHT	MORN	NOON	NIGHT

NOTES:

DATE	BLOOD GLUCOSE			INSULIN TAKEN		
	MORN	NOON	NIGHT	MORN	NOON	NIGHT

NOTES:

DATE	BLOOD GLUCOSE			INSULIN TAKEN		
	MORN	NOON	NIGHT	MORN	NOON	NIGHT

NOTES:

DATE	BLOOD GLUCOSE			INSULIN TAKEN		
	MORN	NOON	NIGHT	MORN	NOON	NIGHT

NOTES:

DATE	BLOOD GLUCOSE			INSULIN TAKEN		
	MORN	NOON	NIGHT	MORN	NOON	NIGHT

NOTES:

DATE	BLOOD GLUCOSE			INSULIN TAKEN		
	MORN	NOON	NIGHT	MORN	NOON	NIGHT

NOTES:

DATE	BLOOD GLUCOSE			INSULIN TAKEN		
	MORN	NOON	NIGHT	MORN	NOON	NIGHT

NOTES:

DATE	BLOOD GLUCOSE			INSULIN TAKEN		
	MORN	NOON	NIGHT	MORN	NOON	NIGHT

NOTES:

DATE	BLOOD GLUCOSE			INSULIN TAKEN		
	MORN	NOON	NIGHT	MORN	NOON	NIGHT

NOTES:

DATE	BLOOD GLUCOSE			INSULIN TAKEN		
	MORN	NOON	NIGHT	MORN	NOON	NIGHT

NOTES:

DATE	BLOOD GLUCOSE			INSULIN TAKEN		
	MORN	NOON	NIGHT	MORN	NOON	NIGHT

NOTES:

DATE	BLOOD GLUCOSE			INSULIN TAKEN		
	MORN	NOON	NIGHT	MORN	NOON	NIGHT

NOTES:

DATE	BLOOD GLUCOSE			INSULIN TAKEN		
	MORN	NOON	NIGHT	MORN	NOON	NIGHT

NOTES:

DATE	BLOOD GLUCOSE			INSULIN TAKEN		
	MORN	NOON	NIGHT	MORN	NOON	NIGHT

NOTES:

DATE	BLOOD GLUCOSE			INSULIN TAKEN		
	MORN	NOON	NIGHT	MORN	NOON	NIGHT

NOTES:

DATE	BLOOD GLUCOSE			INSULIN TAKEN		
	MORN	NOON	NIGHT	MORN	NOON	NIGHT

NOTES:

DATE	BLOOD GLUCOSE			INSULIN TAKEN		
	MORN	NOON	NIGHT	MORN	NOON	NIGHT

NOTES:

DATE	BLOOD GLUCOSE			INSULIN TAKEN		
	MORN	NOON	NIGHT	MORN	NOON	NIGHT

NOTES:

DATE	BLOOD GLUCOSE			INSULIN TAKEN		
	MORN	NOON	NIGHT	MORN	NOON	NIGHT

NOTES:

DATE	BLOOD GLUCOSE			INSULIN TAKEN		
	MORN	NOON	NIGHT	MORN	NOON	NIGHT

NOTES:

DATE	BLOOD GLUCOSE			INSULIN TAKEN		
	MORN	NOON	NIGHT	MORN	NOON	NIGHT

NOTES:

DATE	BLOOD GLUCOSE			INSULIN TAKEN		
	MORN	NOON	NIGHT	MORN	NOON	NIGHT

NOTES:

DATE	BLOOD GLUCOSE			INSULIN TAKEN		
	MORN	NOON	NIGHT	MORN	NOON	NIGHT

NOTES:

DATE	BLOOD GLUCOSE			INSULIN TAKEN		
	MORN	NOON	NIGHT	MORN	NOON	NIGHT

NOTES:

DATE	BLOOD GLUCOSE			INSULIN TAKEN		
	MORN	NOON	NIGHT	MORN	NOON	NIGHT

NOTES:

DATE	BLOOD GLUCOSE			INSULIN TAKEN		
	MORN	NOON	NIGHT	MORN	NOON	NIGHT

NOTES:

DATE	BLOOD GLUCOSE			INSULIN TAKEN		
	MORN	NOON	NIGHT	MORN	NOON	NIGHT

NOTES:

DATE	BLOOD GLUCOSE			INSULIN TAKEN		
	MORN	NOON	NIGHT	MORN	NOON	NIGHT

NOTES:

DATE	BLOOD GLUCOSE			INSULIN TAKEN		
	MORN	NOON	NIGHT	MORN	NOON	NIGHT

NOTES:

DATE	BLOOD GLUCOSE			INSULIN TAKEN		
	MORN	NOON	NIGHT	MORN	NOON	NIGHT

NOTES:

DATE	BLOOD GLUCOSE			INSULIN TAKEN		
	MORN	NOON	NIGHT	MORN	NOON	NIGHT

NOTES:

DATE	BLOOD GLUCOSE			INSULIN TAKEN		
	MORN	NOON	NIGHT	MORN	NOON	NIGHT

NOTES:

DATE	BLOOD GLUCOSE			INSULIN TAKEN		
	MORN	NOON	NIGHT	MORN	NOON	NIGHT

NOTES:

DATE	BLOOD GLUCOSE			INSULIN TAKEN		
	MORN	NOON	NIGHT	MORN	NOON	NIGHT

NOTES:

DATE	BLOOD GLUCOSE			INSULIN TAKEN		
	MORN	NOON	NIGHT	MORN	NOON	NIGHT

NOTES:

DATE	BLOOD GLUCOSE			INSULIN TAKEN		
	MORN	NOON	NIGHT	MORN	NOON	NIGHT

NOTES:

DATE	BLOOD GLUCOSE			INSULIN TAKEN		
	MORN	NOON	NIGHT	MORN	NOON	NIGHT

NOTES:

DATE	BLOOD GLUCOSE			INSULIN TAKEN		
	MORN	NOON	NIGHT	MORN	NOON	NIGHT

NOTES:

DATE	BLOOD GLUCOSE			INSULIN TAKEN		
	MORN	NOON	NIGHT	MORN	NOON	NIGHT

NOTES:

DATE	BLOOD GLUCOSE			INSULIN TAKEN		
	MORN	NOON	NIGHT	MORN	NOON	NIGHT

NOTES:

DATE	BLOOD GLUCOSE			INSULIN TAKEN		
	MORN	NOON	NIGHT	MORN	NOON	NIGHT

NOTES:

DATE	BLOOD GLUCOSE			INSULIN TAKEN		
	MORN	NOON	NIGHT	MORN	NOON	NIGHT

NOTES:

DATE	BLOOD GLUCOSE			INSULIN TAKEN		
	MORN	NOON	NIGHT	MORN	NOON	NIGHT

NOTES:

DATE	BLOOD GLUCOSE			INSULIN TAKEN		
	MORN	NOON	NIGHT	MORN	NOON	NIGHT

NOTES:

DATE	BLOOD GLUCOSE			INSULIN TAKEN		
	MORN	NOON	NIGHT	MORN	NOON	NIGHT

NOTES:

DATE	BLOOD GLUCOSE			INSULIN TAKEN		
	MORN	NOON	NIGHT	MORN	NOON	NIGHT

NOTES:

DATE	BLOOD GLUCOSE			INSULIN TAKEN		
	MORN	NOON	NIGHT	MORN	NOON	NIGHT

NOTES:

DATE	BLOOD GLUCOSE			INSULIN TAKEN		
	MORN	NOON	NIGHT	MORN	NOON	NIGHT

NOTES:

DATE	BLOOD GLUCOSE			INSULIN TAKEN		
	MORN	NOON	NIGHT	MORN	NOON	NIGHT

NOTES:

DATE	BLOOD GLUCOSE			INSULIN TAKEN		
	MORN	NOON	NIGHT	MORN	NOON	NIGHT

NOTES:

DATE	BLOOD GLUCOSE			INSULIN TAKEN		
	MORN	NOON	NIGHT	MORN	NOON	NIGHT

NOTES:

DATE	BLOOD GLUCOSE			INSULIN TAKEN		
	MORN	NOON	NIGHT	MORN	NOON	NIGHT

NOTES:

DATE	BLOOD GLUCOSE			INSULIN TAKEN		
	MORN	NOON	NIGHT	MORN	NOON	NIGHT

NOTES:

DATE	BLOOD GLUCOSE			INSULIN TAKEN		
	MORN	NOON	NIGHT	MORN	NOON	NIGHT

NOTES:

DATE	BLOOD GLUCOSE			INSULIN TAKEN		
	MORN	NOON	NIGHT	MORN	NOON	NIGHT

NOTES:

DATE	BLOOD GLUCOSE			INSULIN TAKEN		
	MORN	NOON	NIGHT	MORN	NOON	NIGHT

NOTES:

DATE	BLOOD GLUCOSE			INSULIN TAKEN		
	MORN	NOON	NIGHT	MORN	NOON	NIGHT

NOTES:

DATE	BLOOD GLUCOSE			INSULIN TAKEN		
	MORN	NOON	NIGHT	MORN	NOON	NIGHT

NOTES:

DATE	BLOOD GLUCOSE			INSULIN TAKEN		
	MORN	NOON	NIGHT	MORN	NOON	NIGHT

NOTES:

DATE	BLOOD GLUCOSE			INSULIN TAKEN		
	MORN	NOON	NIGHT	MORN	NOON	NIGHT

NOTES:

DATE	BLOOD GLUCOSE			INSULIN TAKEN		
	MORN	NOON	NIGHT	MORN	NOON	NIGHT

NOTES:

DATE	BLOOD GLUCOSE			INSULIN TAKEN		
	MORN	NOON	NIGHT	MORN	NOON	NIGHT

NOTES:

DATE	BLOOD GLUCOSE			INSULIN TAKEN		
	MORN	NOON	NIGHT	MORN	NOON	NIGHT

NOTES:

DATE	BLOOD GLUCOSE			INSULIN TAKEN		
	MORN	NOON	NIGHT	MORN	NOON	NIGHT

NOTES:

DATE	BLOOD GLUCOSE			INSULIN TAKEN		
	MORN	NOON	NIGHT	MORN	NOON	NIGHT

NOTES:

DATE	BLOOD GLUCOSE			INSULIN TAKEN		
	MORN	NOON	NIGHT	MORN	NOON	NIGHT

NOTES:

DATE	BLOOD GLUCOSE			INSULIN TAKEN		
	MORN	NOON	NIGHT	MORN	NOON	NIGHT

NOTES:

DATE	BLOOD GLUCOSE			INSULIN TAKEN		
	MORN	NOON	NIGHT	MORN	NOON	NIGHT

NOTES:

DATE	BLOOD GLUCOSE			INSULIN TAKEN		
	MORN	NOON	NIGHT	MORN	NOON	NIGHT

NOTES:

DATE	BLOOD GLUCOSE			INSULIN TAKEN		
	MORN	NOON	NIGHT	MORN	NOON	NIGHT

NOTES:

DATE	BLOOD GLUCOSE			INSULIN TAKEN		
	MORN	NOON	NIGHT	MORN	NOON	NIGHT

NOTES:

DATE	BLOOD GLUCOSE			INSULIN TAKEN		
	MORN	NOON	NIGHT	MORN	NOON	NIGHT

NOTES:

DATE	BLOOD GLUCOSE			INSULIN TAKEN		
	MORN	NOON	NIGHT	MORN	NOON	NIGHT

NOTES:

DATE	BLOOD GLUCOSE			INSULIN TAKEN		
	MORN	NOON	NIGHT	MORN	NOON	NIGHT

NOTES:

DATE	BLOOD GLUCOSE			INSULIN TAKEN		
	MORN	NOON	NIGHT	MORN	NOON	NIGHT

NOTES:

DATE	BLOOD GLUCOSE			INSULIN TAKEN		
	MORN	NOON	NIGHT	MORN	NOON	NIGHT

NOTES:

DATE	BLOOD GLUCOSE			INSULIN TAKEN		
	MORN	NOON	NIGHT	MORN	NOON	NIGHT

NOTES:

DATE	BLOOD GLUCOSE			INSULIN TAKEN		
	MORN	NOON	NIGHT	MORN	NOON	NIGHT

NOTES:

DATE	BLOOD GLUCOSE			INSULIN TAKEN		
	MORN	NOON	NIGHT	MORN	NOON	NIGHT

NOTES:

DATE	BLOOD GLUCOSE			INSULIN TAKEN		
	MORN	NOON	NIGHT	MORN	NOON	NIGHT

NOTES:

DATE	BLOOD GLUCOSE			INSULIN TAKEN		
	MORN	NOON	NIGHT	MORN	NOON	NIGHT

NOTES:

DATE	BLOOD GLUCOSE			INSULIN TAKEN		
	MORN	NOON	NIGHT	MORN	NOON	NIGHT

NOTES:

DATE	BLOOD GLUCOSE			INSULIN TAKEN		
	MORN	NOON	NIGHT	MORN	NOON	NIGHT

NOTES:

DATE	BLOOD GLUCOSE			INSULIN TAKEN		
	MORN	NOON	NIGHT	MORN	NOON	NIGHT

NOTES:

DATE	BLOOD GLUCOSE			INSULIN TAKEN		
	MORN	NOON	NIGHT	MORN	NOON	NIGHT

NOTES:

DATE	BLOOD GLUCOSE			INSULIN TAKEN		
	MORN	NOON	NIGHT	MORN	NOON	NIGHT

NOTES:

DATE	BLOOD GLUCOSE			INSULIN TAKEN		
	MORN	NOON	NIGHT	MORN	NOON	NIGHT

NOTES:

DATE	BLOOD GLUCOSE			INSULIN TAKEN		
	MORN	NOON	NIGHT	MORN	NOON	NIGHT

NOTES:

DATE	BLOOD GLUCOSE			INSULIN TAKEN		
	MORN	NOON	NIGHT	MORN	NOON	NIGHT

NOTES:

DATE	BLOOD GLUCOSE			INSULIN TAKEN		
	MORN	NOON	NIGHT	MORN	NOON	NIGHT

NOTES:

DATE	BLOOD GLUCOSE			INSULIN TAKEN		
	MORN	NOON	NIGHT	MORN	NOON	NIGHT

NOTES: